Wider die Humanaster!

Wider die Humanaster!

Rechtfertigung eines Vivisektors

von

Friedrich Goltz,
Professor zu Straßburg im Elsaß.

On peut répondre au dernier des barbouilleurs, parceque l'intérêt de la vérité doit l'emporter sur le mépris des libelles.
Voltaire.

Straßburg.
Verlag von Karl J. Trübner.
1883.

Buchdruckerei von G. Otto in Darmstadt.

Man sagt, daß im Büreau des Reichstages ein Fach vorgesehen ist unter der Bezeichnung „Zusendungen von Unzurechnungsfähigen“, in welchem die Schriftstücke aufbewahrt werden, die von offenbar verwirrten Köpfen herrühren. Auch ich hatte mir ein solches Fach angelegt und ließ darin alle die gedruckten und geschriebenen Zusendungen verschwinden, mit welchen mich die sogenannten Bekämpfer der wissenschaftlichen Tierfolter überschüttet haben. Ich glaubte diese traurigen Erzeugnisse des Fanatismus nicht ernst nehmen zu dürfen und hoffte, daß die Schlammflut dieser Schmähschriften sich von selbst verlaufen würde. In dieser Erwartung habe ich mich getäuscht. Trotz der gediegenen Aufklärung, die dem Publikum in zahlreichen Schriften zu Theil geworden ist, die sich auch durch ansprechende Form auszeichnen, dauert die wütende Befehdung einer unentbehrlichen Forschungsmethode fort. Die Anstifter dieser Bewegung schüren in immer weiteren Kreisen die Aufregung und bemühen sich in erneutem Ansturm die gesetzgebenden Faktoren der Nation für ihre kulturfeindlichen Pläne zu gewinnen. Der Gedanke ist nicht ausgeschlossen, daß Regierung und Reichstag sich doch noch zu Schritten könnten hinreißen lassen, welche die Fortentwicklung der medizinischen Wissenschaften schwer schädigen würden. Unter diesen Umständen gebe ich die Zurückhaltung, welche ich bisher in diesem Streite beobachtet habe, auf. Ich will durch meine öffentliche Rechtfertigung beweisen, wie unsittlich die Mittel sind, mit welchen die Gegner der Vivisektion uns Physiologen bekämpfen.

Daß ich persönlich Anlaß zu einer Rechtfertigung habe, wird jeder wissen, der einen Blick in eine der Schmähschriften gethan hat, die unter Kreuzband überall hin versandt werden. Die Darstellung meiner Versuche nimmt den breitesten Raum in jenen Kundgebungen ein. Die ausgesuchtesten Beschimpfungen knüpfen sich an meinen Namen. Es scheint mir, daß ich der bestgeschmähte unter den lebenden Physiologen bin. Der Leser wird wahrscheinlich erwarten, daß ich zur Verteidigung der haarsträubenden Greuel, welche jene Schmähschriften von mir berichten, auf die hohe wissenschaftliche Bedeutung der Ziele hinweise, welche ich bei Anstellung meiner Versuche verfolgte. Gewiß, ich vertrete die Überzeugung, daß selbst die grausamsten Versuche an Tieren gerechtfertigt sind, wenn die wissenschaftliche Forschung ohne sie nicht vorzubringen vermag. Ich habe aber gar nicht nötig, mich auf diesen Satz zu meiner Entschuldigung zu berufen. Meine Rechtfertigung ist viel einfacher. Ich habe die unerhörten Grausamkeiten, deren man mich zeiht, gar nicht begangen.

„Du leugnest umsonst", so höre ich es aus dem feindlichen Lager schallen. „Deine Unthaten sind enthüllt von dem Präsidenten des internationalen Vereins zur Bekämpfung der wissenschaftlichen Tierfolter Ernst v. Weber. Dieser Herr hat in seinem epochemachenden Werke, die Folterkammern der Wissenschaft aktenmäßig auf Grund sorgfältigster Quellenstudien festgestellt, wie Du lebenden Hunden Löcher in den Kopf gebohrt und das Gehirn herausgespült hast, wie Du andern unschuldigen Tieren das Rückenmark durchschnitten u. s. w."

Gemach ihr Herren werde ich darauf erwidern. Dieses Buch des Herrn v. Weber ist mir nur zu wohl bekannt. Es liegt vor mir in seinem blutroten Umschlage, geziert mit den scheußlichen Abbildungen, ein Mischmasch von Unverstand und Tücke. Bei Durchsicht der in meinen Besitz gekommenen Schmähschriften in der Vivisektionsfrage habe ich mich bald überzeugt, daß diese „Folterkammern der Wissenschaft" das wahre Quellenwerk sind, aus welchem alle übrigen „Schriftsteller" auf diesem Gebiete geschöpft haben. Was die Nachfolger des Herrn v. Weber an eignen Zusätzen geleistet haben, ist in der Regel nur eine reichere Verbrämung mit Schimpfreden, was insofern allerdings nicht ganz leicht war, als der Präsident in diesem Punkte sich schon selbst erstaunlich hervorgethan hat. Ich werde also in meiner Rechtfertigung mich vorzugsweise an „die Folterkammern der Wissenschaft" halten, deren 5. Auflage ich gelesen habe. Da der Ausdruck „Leiter des internationalen Vereins zur Bekämpfung der wissenschaftlichen Tierfolter" sehr lang ist, so werde ich fortan diese Herren kurz als „Humanaster" bezeichnen. Dieses Wort klingt nicht schön, aber die Benennung Vivisektor, welche uns zugeschleudert wird, ist es auch nicht. Einen Physiologen Vivisektor zu nennen, hat ebenso viel Sinn, als wenn man einen Reiteroffizier „Pferdeschinder" nennen wollte. Es gehört zwar mit zum Berufe des Reiters gelegentlich seinem Pferde die Sporen zu geben oder es in anderer Weise zu quälen, aber das ist doch nicht die Hauptbeschäftigung des Reiteroffiziers. Ebensowenig geht die Thätigkeit des Physiologen auf in der Anstellung von Vivisektionen. Die Vivisektion bildet nur eines der zahlreichen Forschungsmittel, welche der Physiolog anwendet. Gleichwohl will ich persönlich mir die Bezeichnung Vivisektor gefallen lassen, da es ja auf den Namen nicht ankommt und verlange als Ausgleichung eben nur, daß man mir gestattet, meine fanatisierten Gegner „Humanaster" zu nennen. Diese, wie mir scheint sehr glückliche Bezeichnung rührt übrigens nicht von mir her. Ich verdanke sie dem verdienstvollen Herrn Henri Tollin, Pfarrer in Magdeburg, einem wahrhaft humandenkenden Manne, der ausgezeichnete Studien in der Geschichte der Physiologie gemacht hat.

Trotzdem also, daß die in dem Buche des Herrn v. Weber enthaltenen wörtlichen Anführungen aus meinen Schriften richtig sind, erkläre ich die daraus gegen mich hergeleiteten Beschuldigungen für „Verleumdungen“.

Bekanntlich kann man durch ein an sich wörtlich genaues aber *unvollständiges* Citat die Bedeutung eines Satzes umkehren. Ein Atheist kann sich auf die Bibel berufen, wenn er aus dem Spruch des Psalmisten: „Die Thoren sprechen in ihrem Herzen: Es ist kein Gott“ den Vordersatz wegläßt. In ähnlicher Weise kann man durch Mitteilung an sich richtiger Thatsachen eine völlig irrige Auslegung veranlassen, wenn man andere begleitende Thatsachen verschweigt. Wenn z. B. Jemand ausrufen wollte: „Noch im Jahre 1883 hat man in einer Stadt Deutschlands auf amtliche Anordnung öffentlich einen unschuldigen Menschen verbrannt“, so würde er eine an sich richtige Thatsache mitteilen. Ein Ungebildeter, der das hört, könnte vielleicht in Entsetzen geraten, das sich sofort legen wird, wenn man ihm die begleitenden Thatsachen nachträglich hinzufügt, daß jene Stadt Gotha heißt, und daß der unschuldige verbrannte Mensch tot war. Man wird einen solchen Kunstgriff, durch welchen ein unbefangner Hörer getäuscht werden kann, mit Recht plump und elend nennen. Die Wühler aber, welche es auf die Täuschung der Massen absehen, wissen recht gut, daß den Massen gegenüber die plumpsten Kunstgriffe die wirksamsten sind. Der Führer der deutschen Humanaster, v. Weber, welcher die Kniffe zur Bearbeitung des großen Haufens aus dem Grunde versteht, hat denn auch von jenem Kunstgriff den ausgiebigsten Gebrauch gemacht.

Der Verfasser der Folterkammern hat bei der Schilderung der von mir angeblich verübten Greuel überall die Thatsache verschwiegen, daß ich die sämtlichen von ihm berichteten blutigen Operationen an Hunden unter tiefer Chloroformnarkose ausgeführt habe. Bei dem außerordentlichen Spürsinn, mit welchem v. Weber alle meine Abhandlungen aufs genaueste durchstöbert hat, um alle Versuche herauszufischen, die geeignet schienen, bei dem harmlosen Leser Entsetzen und Entrüstung zu erregen, kann es ihm unmöglich entgangen sein, daß ich in der einleitenden Beschreibung zu meinen Versuchen stets ausdrücklich bemerkt habe, daß die Tiere vor Beginn des Versuches chloroformiert wurden. Ich muß also die Anklage dahin verschärfen, daß Herr von Weber diese wesentliche Thatsache wissentlich verschwiegen hat.

Jeder Laie weiß, daß im Chloroformschlaf die eingreifendsten Operationen vollzogen werden können, ohne daß der Operierte etwas davon empfindet. Der aus der künstlichen Betäubung Erwachende hat keine Ahnung von der furchtbaren Arbeit, die inzwischen Messer und Säge an seinem Körper verrichtet haben. Für mich persönlich war es eine große Erleichterung, daß ich alle meine Versuche an Hunden in der Chloroformnarkose anstellen durfte. Ich bin nämlich, wie ich dem unbefangnen Leser beiläufig verraten will, ein außerordentlicher Hundefreund von Jugend auf gewesen. Ich mag an keinem fremden Hund vorüber gehen, ohne ihn zu streicheln und pflege die Zuneigung der Hunde in befreundeten Familien schnell zu gewinnen. Meine Freunde wissen auch, welche Überwindung es mich gekostet hat, blutige Eingriffe bei einem so edlen, intelligenten Tiere vorzunehmen. Die besonderen Aufgaben, an deren Lösung ich mich gewagt habe, also namentlich die Erforschung der Funktionen des Gehirns, zwangen mich aber, gerade den Hund zum Gegenstande meiner Beobachtungen zu wählen, weil niedere Tiere z. B. Kaninchen sich wegen ihrer Dummheit und aus anderen Gründen zu solchen Versuchen nicht eignen.

Für diejenigen, welche an dem Dogma der Humanaster festhalten, daß ein Physiolog ein herzloser Unmensch sein muß, dem es gleichgiltig ist, ob er die Tiere quält, will ich hinzufügen, daß mir auch mein eignes Interesse gebot, den Tieren, die ich meinen Versuchen unterwarf, die Schmerzen zu ersparen. Es kam mir darauf an, die Hunde, denen ich z. B. Stücke des Gehirns herausgenommen hatte, am Leben zu erhalten und auszuheilen. Nun begreift Jeder leicht, daß ein Tier, welches während der Operation Schmerzen zu erdulden hat, den lebensgefährlichen Eingriff viel schwieriger überstehen wird, als ein solches, welches dieselbe Operation in tiefer Betäubung durchgemacht hat. Ich war daher bestrebt, stets in möglichst tiefer Chloroformnarkose der Tiere zu operieren, auf die Gefahr hin, die Tiere durch zu reichliche Einatmung des Chloroforms zu töten. In der That habe ich denn auch eine Anzahl von Hunden durch zu weitgetriebene Chloroformierung verloren.

Weshalb Herr v. Weber bedacht war, die Chloroformierung der von mir operierten Tiere zu verschweigen, ist leicht einzusehen. Zu dem Schaudergemälde, welches er von der Thätigkeit in den physiologischen Laboratorien entwirft, haben meine Abhandlungen ihm ja die ergreifendsten Szenen geliefert. Wie manches Mitglied mit reichlichen Beiträgen mag gerade durch das Entsetzen eingefangen sein, welches die raffinierte Darstellung meiner Versuche bereiten mußte!

Ein zu nachsichtiger Beurteiler des Treibens der Humanaster wird vielleicht zur Entschuldigung des Herrn v. Weber anführen, daß dieser Herr in seinem Übereifer zu Gunsten einer von ihm für edel gehaltenen Sache allerdings in der Wahl seiner Waffen keine Bedenken gekannt hat, daß aber der Kunstgriff, einen Verteidigungsgrund des Gegners zu verschweigen, in lebhafter Debatte üblich sei. Der Führer der Humanaster habe es eben seinen Gegnern überlassen können, das zur Abwehr anzuführen, was er verschwiegen.

Besten Falls würde danach das Verfahren des Herrn von Weber demjenigen jener Anwälte gleichen, die einer faulen Sache durch ergiebige Anwendung aller rabulistischen Kniffe zum Siege zu verhelfen suchen.

Der Führer der Humanaster hat aber nicht bloß Thatsachen wissentlich verschwiegen, die er verpflichtet war anzuführen. Er hat auch wissentlich unwahre Angaben gemacht, um den Leser zu täuschen.

Seite 11 der 5. Auflage der berüchtigten „Folterkammern der Wissenschaft“ steht zu lesen: „Der allergrößte Teil der Versuche ist jetzt auf die Erforschung der Organisation des Gehirns und seiner Beziehungen zum Nervensystem gerichtet, und bei solchen Experimenten darf den armen, langsam zu Tode gemarterten Tieren nicht einmal die Wohlthat der Narkotisierung zugewendet werden, da eine solche wesentlich die Resultate des Versuchs beeinträchtigen würde.“ Seite 26 desselben „epochemachenden“ Werkes wird dasselbe mit folgenden Worten wiederholt: „Und bei allen nervenphysiologischen Versuchen, die ja heutzutage hauptsächlich an der Mode sind, muß, wie wir wissen, die Narkotisierung der Tiere ohnehin wegfallen, um die Versuche nicht zu schmälern.“

Solche Unwahrheiten wagt Herr v. Weber dem Publikum vorzutragen, während er wissen muß, daß ich alle meine dem Gebiete der Nervenphysiologie angehörenden Versuche an Hunden unter Chloroformnarkose angestellt habe.

Lawinenartig wächst die Lüge, wenn sie durch Fanatiker weiter verbreitet wird. So kann es uns also nicht wundern, wenn ein Nacheiferer des Erfinders der Folterkammern, der sich „Ehrlich“ nennt, in einem Artikel „die Vivisektion“ sich wie folgt äußert:

„Die Hunde sind auf die grauenvollste Weise zu Tode gemartert worden, und Herr Prof. Goltz hat einen interessanten Bericht schreiben und konstatieren können, daß es noch niemanden gelungen sei, das Gehirn so übel zuzurichten wie ihm. Daß die Tiere **nicht** betäubt sind, geht aus dem Bericht hervor.“

Daß eine vor keiner Lüge und Verdrehung zurückschreckende

Wühlerei die getäuschte und urteilslose Masse verwirren mußte, ist nur zu begreiflich. Die Ausbrüche von Rohheit und Niedertracht aber, welche die gewissenlosen Anstifter angeregt haben, müßten mich zweifeln lassen an dem Kulturzustande meiner Nation, wenn mir nicht der Ausweg bliebe, anzunehmen, daß diese Ausbrüche eben von Unzurechnungsfähigen ausgegangen sind. Einige Beispiele, die mir meine Sammlung darbietet, mögen zum Belege dienen:

Aus Prag habe ich eine briefliche Zusendung empfangen, auf deren Adresse mein Name mit den entehrendsten Beschimpfungen versehen ist. Die östreichische und deutsche Post haben diesen Brief an mich befördert. Der nicht genannte Absender, welcher durch den Artikel des Herrn Ehrlich zu seiner feigen Handlung begeistert worden ist, wollte offenbar meine Angehörigen und Hausgenossen mit mir beleidigen.

Zu meinem besonderen Bedauern muß ich aus der Handschrift der schlimmsten der mir zugegangenen unterschriftlosen Briefe den Schluß ziehen, daß der Aufruf des Herrn v. Weber an die Frauen als die „edlen Hüterinnen des Sittengesetzes" nicht erfolglos gewesen ist. Die Humanasterei hat ihre Priesterinnen oder vielmehr Megären gefunden. Herr v. Weber verherrlicht in seinem Quellenwerk eine perlengeschmückte bildschöne „russische Fürstin" wegen einer Ungezogenheit, die diese Person gegen die Frau eines Physiologen begangen haben soll. Wie schwächlich ist die Großthat dieser „russischen Fürstin" verglichen mit der Leistung der Verfasserin eines Briefes, den ich aus Dresden im Februar 1882 empfangen habe. Diese „edle Hüterin des Sittengesetzes" nach dem Herzen des Herrn v. Weber richtet an mich die folgenden Worte:

„Sonst, das ist mein innigster Wunsch für Sie, möge der Himmel Vergeltung üben. Haben Sie Familie, so strafe er Sie an Ihren Kindern, stehen Sie allein, so schicke er Ihnen Lähmung und Blindheit!"

Kann man sich ein größeres Maß von Niedertracht denken, wie es dem Busen dieser Humanasterin entquillt? Das sind die Pflanzen, die auf dem Acker gewachsen sind, welchen Herr v. Weber und seine Trabanten so liebevoll bestellt haben! „An ihren Früchten sollt ihr sie erkennen!"

Ich werde jetzt noch auf einige der Anklagen, wie sie in dem Märchenbuch des Herrn v. Weber enthalten sind, besonders eingehen.

Es wird mir als scheußlichstes Verbrechen angerechnet, daß ich die von mir operierten Hunde jahrelang unerhörten Martern unterworfen habe. Was es mit diesen jahrelangen Quälereien für eine Bewandtnis hat, will ich sofort unter Vorausschickung eines Gleichnisses erläutern.

Auf vielen Kupferstichen wird der große König Friedrich auf einem Rosse sitzend dargestellt, welches einen englisierten Stutzschwanz hat. Es ist bekannt, daß diese geschmacklose Verstümmelung des Pferdeschweifes, welche jetzt glücklicherweise aus der Mode kommt, durch eine schmerzhafte Operation bewirkt wird. Wenn nun Jemand den alten Fritz, weil er Jahre lang ein Pferd mit Stutzschweif geritten hat, einen herzlosen Tierquäler nennen wollte, so würde doch Anlaß gegeben sein, diesen Jemand einem Irrenarzte zuzuführen. Der gegen mich geschleuderte Vorwurf, daß ich Jahre hindurch ununterbrochen meine Hunde gemartert habe, ist ebenso unbegründet.

Ich habe noch gegenwärtig in meinem Institute einen Hund, welcher bereits im Herbste 1877 Aufnahme in die Anstalt fand. Dieses Tierchen hat durch zwei in tiefer Chloroformnarkose vollzogene Operationen einen erheblichen Teil des Kleinhirnes eingebüßt. In Folge dieses Eingriffs hat der Hund dauernd einen unsicheren, taumelnden Gang und eine wackelnde Kopfhaltung. Im übrigen ist das Tierchen vollkommen gesund, erfreut sich des besten Appetits, gibt Proben ausgezeichneter Intelligenz und unveränderter Sinnesschärfe und äußert die lebhafteste Freude, wenn man sich mit ihm beschäftigt. Gegen mich zeigt der Hund eine besondre Anhänglichkeit. Jedesmal wenn ich in der Vorlesung die Funktionen des Kleinhirns bespreche, stelle ich diesen Hund den Studierenden vor. Es ist leicht einzusehen, daß eine solche Demonstration viel lehrreicher ist als ein bloßer Vortrag in Worten. Von einer Quälerei des Tieres kann dabei keine Rede sein, da es eben nur darauf ankommt, das Tier in seinen natürlichen Bewegungen zu beobachten.

Hätte ich nach der Vorschrift gemäßigter Gegner der Vivisektion handeln wollen, so hätte ich dieses Tier unmittelbar nach der Operation töten müssen. Wissenschaftlich hätte dann die Operation gar keinen Sinn gehabt. Im Interesse des Hundes lag aber die Tötung gewiß nicht; denn das Tier ist ja trotz seines Hirnverlustes kreuzvergnügt. Wollte man nun wunderlicher Weise einwenden, daß der Hund gewiß noch glücklicher wäre, wenn er noch sein unversehrtes Hirn besäße, so habe ich zu erwidern, daß es gar nicht in meiner Macht stand, dieses Tier vollständiger glücklich zu machen. Das arme Tier war herrenlos aufgegriffen und hatte sein Leben verwirkt. Nur dem Umstande, daß der Hund dem physiologischen Institut überwiesen worden ist, hat er es zu danken, daß er sich noch seines Daseins freut.

Jeder Unbefangene, welcher von den jahrelangen Martern liest, die ich meinen Hunden bereitet haben soll, hätte bei einiger Überlegung von selbst Verdacht schöpfen müssen gegen die Glaubwürdigkeit dieser Angabe. Ein Hund kann viel ertragen, aber furchtbare Operationen und noch dazu jahrelange Martern hält auch ein Hund nicht aus. Die Wahrheit ist eben das Gegenteil. Es gelang mir nur dadurch, meine Tiere nach furchtbaren Operationen Jahre lang am Leben zu erhalten, daß ich sie aufs sorgfältigste behandelte und ihnen während und nach den Operationen die Schmerzen nach Möglichkeit ersparte.

Viele Hunde wurden allerdings nach der Operation von Gehirnentzündung befallen. Es ist aber bekannt, daß diese Erkrankung mit Betäubung und Bewußtlosigkeit verknüpft ist. Übrigens habe ich die erkrankten Tiere, deren Genesung nicht zu erwarten war, regelmäßig auf schmerzlose Weise getötet.

In der langen Liste angeblicher Unthaten, welche die Folterkammern von mir zu melden wissen, finde ich nur einen Versuch, bei welchem ich wirklich in die Lage kam, Tieren unangenehme Empfindungen zu bereiten. In der Absicht festzustellen, wie weit bei Hunden mit verstümmeltem Gehirn, die Hautempfindung verändert ist, legte ich den Tieren vorübergehend Drahtklemmen an die Haut. Diese Drahtklemmen waren von derselben Art, wie sie von Chirurgen zur Vereinigung von Wundrändern bei verwundeten Menschen angewandt und gut ertragen werden. Die Stärke des Drucks der verwandten Klemmen hatte ich an meiner eigenen Nase und meinen Fingern probiert. Solche Klemmen als Folterwerkzeuge zu bezeichnen, ist einfach lächerlich. Ich wüßte nicht, wie ich auf weniger schmerzhafte Weise eine Probe auf Vorhandensein von Empfindung hätte vornehmen können.

Außer durch meine Thaten soll ich auch durch meinen Stil ein öffentliches Ärgernis erregt haben. Ich wähle meine Schreibart, wie jeder Schriftsteller, der wirken will, je nach der Beschaffenheit des Publikums, an welches ich mich wende. Die Fassung meiner Abhandlungen entspricht einem Leserkreise, der imstande ist, wissenschaftlich zu denken. Für fanatisierte Betschwestern, ob sie nun Hosen tragen oder nicht, schreibe ich nicht. Daß für diese ein anderer Stil angemessener wäre, bestreite ich nicht.

Merkwürdiger Weise aber hat ein Satz aus meiner Feder ein wahres Triumphgeschrei der vereinigten Humanaster zu Wege gebracht. Ich habe nämlich gesagt: „Es trifft sich nicht oft, daß in Sachen der Physiologie des Gehirns zwei Physiologen Einer Ansicht sind.“ Dieser Satz ist gewiß richtig, allein ich muß in aller Bescheidenheit hinzufügen, daß ich eine alltäglichere Bemerkung nie geäußert habe. Man setze in dieselbe Formel statt des Physiologen den Theologen, den Philologen und unzählige andere -ologen und ändere das Forschungsgebiet in entsprechender Weise um, so wird die Formel ebenso unbestreitbar richtig bleiben. Wissenschaftliche Wahrheiten sind in der Regel von dichten Schleiern umgeben. Nur selten und nach langem Kampfe gelingt es, diese Schleier soweit zu heben, daß jeder überzeugt die Wahrheit schaut. Sind die Lehren eines Kopernikus oder Harvey etwa nicht umstritten worden? Nur unter den Fanatikern herrscht die vollste Seelenharmonie; denn diesen ist es eben nicht um die Erforschung der Wahrheit, sondern um eine Befriedigung ihrer leidenschaftlichen Verfolgungssucht zu thun.

Endlich wird mir noch vorgehalten, daß meine Versuche völlig nutzlos seien. Mit einem Humanaster sich in einen Streit darüber einzulassen, ob physiologische Versuche einen Wert haben, wäre allerdings gerade so vergeblich, als wenn ein verurteilter Ketzer einen Inquisitionsrichter Torquemada hätte bekehren wollen. Mir genügt es, wie diejenigen über meine Leistungen urteilen, welche etwas davon verstehen. Was Unwissende von meinen Versuchen halten, ist mir gleichgiltig.

Lange genug habe ich mich mit den Anschuldigungen beschäftigt, welche der Führer der Humanaster in seinen Folterkammern gegen mich gerichtet hat. Die Jünger des Meisters haben in der Regel Neues nicht vorgebracht. Nur einen darunter muß ich besonders erwähnen wegen der erschwerenden Form der Schmähungen, durch welche dieser den Meister und Quellenforscher noch übertrifft.

Der Divisionspfarrer Richard Knoche hat es fertig bekommen, in einer Predigt auf den 16. Sonntag nach Pfingsten im Jahre 1879 in Hannover die Kanzel durch Verleumdungen zu entweihen, durch welche er den Physiologen die Ehre abzuschneiden sucht. Dank einer erläuternden Schrift zum Preise von 3 Pf., welche derselbe Geistliche verfaßt hat, mußte das Publiknm wissen, daß ein Satz seiner sauberen Predigt sich auf meine Person bezog. Unmittelbar an diesen Satz anknüpfend belehrt er seine Hörer dahin, daß die Tiere vor den Operationen nicht betäubt sondern nur mit Curare vergiftet werden, „wodurch ihr Schmerzgefühl eher gesteigert als gedämpft wird.“

Kennt der Herr Pfarrer Knoche nicht das Gebot? „Du sollst nicht falsch Zeugnis reden wider Deinen Nächsten.“

Zu seiner Entschuldigung darf dieser Geistliche anführen, daß er seine Weisheit den Folterkammern der Wissenschaft entlehnt hat. Durfte er aber seine Autorität für die Lauterkeit einer solchen Quelle einsetzen?

Ich muß dem Herrn Divisionspfarrer raten, künftig lieber in der Bibel als in den Folterkammern der Wissenschaft zu studieren. Er wird dann dem Vorwurf entgehen, daß ein Physiolog wie ich in der Bibel besser Bescheid weiß wie er.

Wenn den Herrn Pfarrer wieder die Lust anwandeln sollte, als Humanaster auf die Kanzel zu steigen, so schlage ich ihm vor, als Text zu seiner Predigt zu wählen, was im 8. Kapitel des Evangeliums Matthäi geschrieben steht. Daselbst heißt es von Vers 28 ab:

„Und er kam jenseit des Meeres in die Gegend der Gergesener. Da liefen ihm entgegen zween Besessene, die kamen aus den Totengräbern und waren sehr grimmig, also daß niemand dieselbe Straße wandeln konnte.

„Und siehe, sie schrieen und sprachen: Ach Jesu, du Sohn Gottes, was haben wir mit Dir zu thun? Bist Du hergekommen, uns zu quälen, ehe denn es Zeit ist?

Es war aber ferne von ihnen eine große Herde Säue auf der Weide.

Da baten ihn die Teufel und sprachen: Willst Du uns austreiben, so erlaube uns in die Heerde Säue zu fahren.

Und er sprach: Fahret hin! Da fuhren sie aus und fuhren in die Heerde Säue. Und siehe, die ganze Heerde Säue stürzte sich mit einem Sturm ins Meer und ersoffen im Wasser."

Der Herr Pfarrer wird eine Aufklärung darüber zu geben haben, weshalb der Heiland es zuließ, daß die Teufel ein Vivisektions-Experiment im allergrößten Stil an den armen unschuldigen Säuen verrichteten. Warum gestattete er, daß die Teufel in dem Gehirn der Tiere sich niederließen und diese zum Wahnsinn brachten, während er doch die Teufel direkt ins Wasser schicken konnte?

Zieht der Herr Pfarrer es aber vor, seinen Humanaster-Text aus dem alten Testament zu nehmen, so empfehle ich ihm als Gegenstand z. B. die Plagen Ägyptens.

Im 7. Kapitel des 2. Buches Mose gibt der Herr Mose und Aaron die Weisung, wie sie alles Wasser in Ägypten in Blut verwandeln sollen. Es heißt daselbst Vers 20.

„Mose und Aaron thaten wie ihnen der Herr geboten hatte und hob den Stab auf und schlug ins Wasser, das im Strome war, vor Pharao und seinen Knechten. Und alles Wasser im Strom ward in Blut verwandelt.

Und die Fische im Strom starben, und der Strom ward stinkend u. s. w.

Warum ordnete der Herr diese schauderhaften Todesqualen der unschuldigen Fische an, da doch das ganze Experiment im Sinne der Humanaster noch dazu völlig unnütz war? Pharao ließ sich wenigstens nicht im geringsten dadurch imponieren.

In einer der späteren Plagen werden dann noch die Pferde, die Esel, die Kamele, die Ochsen und die Schafe der Ägypter mit schwerer Pestilenz und Hagelschlag heimgesucht, während das Vieh der Israeliten verschont bleibt. Warum wurden die Tiere der

Ägypter also gemartert, die doch eben so unschuldig waren, wie die der Juden?

Wessen Urteil nicht durch die Schriften der Humanaster gelitten hat, der wird durch diese Fragen nicht in Verlegenheit geraten. Es wird jedem überlassen bleiben, wie weit er die erwähnten biblischen Erzählungen wörtlich nehmen will. Das aber geht klar aus diesen und vielen anderen Bibelstellen hervor, daß das Wohl und Wehe der Tiere hinter dem der Menschen zurückstehen muß. Wo es gilt dem Menschen zu nützen, dürfen Tiere nicht bloß geopfert, sondern auch gequält werden. Die krankhafte Gefühlsduselei der Humanaster findet in dem Geiste, in dem die Bibel geschrieben ist, wahrlich keine Stütze.

Selbst in den widerwärtigsten Dingen gewährt die Abwechselung eine gewisse Erleichterung. So atme auch ich gewissermaßen auf, indem ich mich von dem Quellenforscher und dem Kanzelredner der Humanaster zu ihrem „Dichter" wende. Das Gefühl der Entrüstung und Empörung weicht dem eines schmerzlichen Bedauerns und mit gepreßter Brust rufe ich aus: Wozu gibt sich der Deutsche nicht alles her! Er dichtet sogar für die Humanaster!

Vor mir liegt ein Büchlein in rosigem Umschlag betitelt „Moderne Walpurgisnacht, didaktisches Gedicht von Franz Seraphin, Hannover 1882." Ein echter und gerechter Humanaster hat mir diese „Dichtung" zugeschickt und mit einer Widmung versehen, wie sie dem „tiefen, edlen" Gemüt eines Humanasters entströmt.

Allen Medizinern, die bei festlicher Gelegenheit um den Stoff zu einer Bierzeitung verlegen sind, sei dieses Büchlein empfohlen! Ich habe auch diese Ausgeburt des Wahnes gelesen. Es ist mir recht schwer geworden; denn es ist entsetzlich, mit durchzumachen, wie dieser Dichter unter den Dichtern den armen Gaul, der ihm als Pegasus dienen muß, martert und peinigt, um am Ziel seines poetischen Rittes anzulangen.

Im Anfang pflegt der Dichter die Muse anzurufen. Statt dieser empfiehlt sich unser Autor seinem besonderen Schutzpatron dem Stifter der Bettelmönche, dem heiligen Franz von Assisi. Dann fleht er den Himmel an, ihm ein Zeichen zu geben und siehe da, ein Wunder wird ihm zu teil. „Ein ausgestopfter Hund fängt an zu bellen." Als glaubwürdiger Zeuge dient ein zweiter aber lebender Hund. Nun folgen die Verzückungen. Der Geist Justinus Kerners erscheint und überreicht dem Dichter zwei Büchlein „von Mitleid und Wahrheit diktiert". Das eine davon sind natürlich die berüchtigten Folterkammern des Herrn v. Weber, das zweite ist Gemma, verfaßt von Elpis Melena. Letzteres Werk habe ich glücklicher Weise unter meiner Sammlung nicht gefunden. Berauscht durch den sinnigen Inhalt dieser edlen Quellenwerke hat der Dichter ein neues Gesicht. Der heilige Franz erscheint ihm und ladet ihn zum Besuch der Hölle ein, in welcher Dante die Beschreibung eines wesentlichen Abschnitts übersehen hat, nämlich die Beschreibung der Bolge, in welcher die Vivisektoren sitzen. Da der heilige Franz selbst im Jenseits zu beschäftigt ist, mit seinen Schultern den Bau des Laterans zu stützen, so gibt er dem Dichter als Fremdenführerin in der Hölle die holde Dichterin Elise Kulmann mit. Wie Dante mit Virgil, so wandeln nun Seraphin und Elise Kulmann durch die Stätten, wo die Vivisektoren alter und neuer Zeit gemartert werden.

Der Dichter führt uns aber nicht bloß die gestorbenen Größen in ihren Qualen vor, sondern er bemüht sich, uns ein grausiges Zukunftsbild auszumalen, in welchem die Martern geschildert werden, welche der noch lebenden Vivisektoren harren. Die Teufel halten in dieser Bolge der Hölle einstweilen Generalprobe an Schemen ab, um vollständig eingeübt zu sein, wenn die betreffenden Physiologen wirklich zur Hölle fahren.

Es soll eine eigentümliche Empfindung erwecken, wenn Jemand seine eigene Todesanzeige in der Zeitung liest. Der verstorbene

Fürst Gortschakoff soll sich diese Aufregung planmäßig bereitet haben, um nachher die Nekrologe über sich zu lesen. Was will aber ein Nekrolog gegen die Überraschung sagen, die mir der Dichter Seraphin bereitet. Er hat auch für mich einen gutdurchwärmten Platz in der Hölle belegt und schildert mir ausführlich, wie sich die Teufel mit meinem armen Schatten zerstreuen. Ich muß aber bekennen, daß ich mich durch die Aussicht, welche mir dieser Dichter unter den Dichtern im Jenseits eröffnet, gar nicht erschüttert fühle. Ich finde, daß ich mich dort in außerordentlich angenehmer Gesellschaft befinden werde. Kann ich mir Besseres wünschen, als dort mit Männern wie Cosmo di Medici, Vesal, Magendie und Claude Bernard vereint zu sein? Und auch mit meinen lebenden Fachgenossen, für welche die Plätze neben mir belegt sind, werde ich höchst zufrieden sein. Nur die Gesellschaft des scheußlichen Mönchs Colombo gefällt mir nicht. Der ist aber gewiß aus Versehen in die Hölle des Dichters gekommen, da seine Freunde die Kardinäle wohl dafür gesorgt haben, daß er auch im Jenseits bei ihnen bleibt. Ich muß ferner gestehen, daß ich auch vor den Martern, welche die Teufel an meinem Schatten einüben, keine Angst habe, da ich ja darauf bestehen kann, daß die Teufel dereinst gehörig die Chloroformflasche mir zu Teil werden lassen, bevor sie ihre Operationen beginnen.

Das Werk des dichtenden Humanasters Seraphin wird gewiß noch viele Auflagen erleben. Das ist das Schicksal aller humanastischen Literatur. Da diese Schriften nämlich zum oder unter dem Papierwert verkauft werden, und Jedermann alt Papier braucht, so ist der Absatz völlig gesichert. Für eine neue unvermeidliche Auflage also schlage ich dem Dichter folgende Abänderung vor, die geeignet wäre, ein schwaches Gemüt unter den Physiologen wirklich in Schrecken zu versetzen. Der Dichter möge seine Teufel nicht die abgenutzten alten Geschichten wie Zwicken, Brennen, Schmoren, Bohren und Schinden treiben lassen, sondern es sollen die Teufel einmal nach einem wirklich neuen wirksamen Rezept arbeiten. Es soll jedem Vivisektor in Aussicht gestellt werden, daß die Teufel ihm dereinst in der Hölle täglich vom Morgen bis zum Abend und zur Verschärfung auch Nachts die Folterkammern der Wissenschaft, die Predigten des Herrn Knoche und die Gedichte des Herrn Seraphin vorlesen werden. Wem bei diesem Gedanken nicht gruselig wird, der ist wirklich ein verstockter Sünder.

Außerdem wünschte ich, daß der Dichter in einer neuen Auflage uns nicht bloß die Hölle der Vivisektoren, sondern auch den Aufenthalt der seeligen Humanaster und Humanasterinnen schildern möge. Ich würde mich verpflichten, diesen neuen Abschnitt zu lesen, da er erheiternd wirken müßte.

Vielleicht wird mancher Leser, der zwar nicht Humanaster aber ein ehrenwerter Gegner der Vivisektion ist, nach dem Voraufgegangenen zu mir sagen: „Man hat Dir wirklich zu übel mitgespielt. Du scheinst nicht so schlimm zu sein, wie Dein Ruf. Der Herr v. Weber hätte auch im Interesse der Sache besser daran gethan, sich Dir gegenüber nicht solche Blößen zu geben. Aber Deine energische Verteidigung schafft doch nicht die Thatsache aus der Welt, daß grausame und überflüssige Operationen in den physiologischen Laboratorien begangen werden, Du hast in Deiner Rechtfertigung nur Dich selbst zum Teil gereinigt aber nicht das Heer Deiner Genossen".

Auf eine solche Anrede würde ich Folgendes antworten.

„Nimm lieber Leser aus Deinem Papierkorbe irgend eine der humanastischen Zusendungen z. B. „Aufruf und Bitte des neuen Hamburger Thierschutz-Vereins". Aus der reichen Zahl der dort aufgeführten Versuche streiche alle die aus, die meinen Namen tragen, und es werden nur wenige übrig bleiben. Die Urheber dieser würden sich sicher ebenso leicht rechtfertigen können, wie ich, wenn sie es für der Mühe wert hielten.

Ob ältere physiologische Schriftsteller wie Magendie, Brachet,

Flourens u. A. gelegentlich ein grausames Experiment angestellt haben, zu welchem eine Nötigung nicht vorlag, weiß ich nicht. Ich habe die Schriften dieser Männer sorgfältig studiert, um aus ihnen zu lernen, aber nicht um Material für einen öffentlichen Angeber zu sammeln. Die moderne Sucht, an bedeutenden Männern die kleinen Fleckchen herauszuspüren, um das Andenken an sie zu besudeln, ist mir von jeher widerwärtig gewesen. Der Humanaster ist der umgekehrte Lumpensammler. Während dieses nützliche Mitglied der Gesellschaft aus dem Kehricht heraussucht, was noch brauchbar ist, wühlt der Humanaster im Schmutz um des Schmutzes willen. Was geeignet scheint, Ekel und Entsetzen zu erregen, das wird mit Jubel hervorgeholt und ans Licht gezogen. Was daneben liegt und der Menschheit nützlich ist, wird sorgfältig verhüllt, damit die Menge ja nichts davon erfahre.

Alle die Männer, welche bewiesen haben, daß sie imstande sind, die Physiologie selbständig zu fördern, sind darin einig, daß die Vivisektion ein unentbehrliches Forschungsmittel für unsere Wissenschaft ist. Die überwältigende Mehrzahl der Ärzte, welche die Physiologie als eine der Grundlagen der medizinischen Wissenschaft zu schätzen wissen, teilt unsere Überzeugung. Es ist unbegreiflich, wie ein Redner im preußischen Abgeordnetenhause neulich hat behaupten können, daß der wissenschaftliche Wert der Vivisektion unter den Physiologen noch streitig sei. Wahrscheinlich stützt sich diese Angabe auf einige kecke Versicherungen, die in den Folterkammern der Wissenschaft und anderwärts enthalten sind. Ich werde zur Aufklärung über diesen Punkt nunmehr beleuchten, wie es mit der Berufung der Humanaster auf einige Autoritäten in Wahrheit steht.

Anfangs wurde der ehrwürdige Darwin dazu gepreßt, der Sache der Humanaster günstig zu sein. Er hat später feierlich jede Gemeinschaft mit ihrem Treiben abgewiesen.

Es bleiben von wirklichen wissenschaftlichen Autoritäten, die angeblich sich im Sinne der Humanaster geäußert haben sollen, übrig Namen wie Cuvier, Charles Bell und Hyrtl. Ich werde beweisen, daß die Humanaster und insbesondere ihr unübertroffener Führer, um diese Männer für ihre Fahne anzuwerben wieder den kecken Kunstgriff benutzt haben, einzelne Äußerungen aus dem Zusammenhange zu reißen, statt die Gesammtthätigkeit jener Männer zu berücksichtigen. Es wird bei diesem Verfahren mit Erfolg darauf gerechnet, daß das Publikum außer stande ist, diese Kniffe zu durchschauen und daß die Wissenden es meist unter ihrer Würde halten, das schimpfliche Treiben der Humanaster zu beachten.

Cuvier war bekanntlich vorzugsweise Zoolog und Anatom und hatte als solcher keine Veranlassung sich mit Vivisektionen zu beschäftigen. Gleichwohl war er als erleuchteter Kopf sehr wohl imstande, den Wert der durch Vivisektionen gewonnenen Erfolge zu beurteilen. Wer sich überzeugen will, wie hoch Cuvier physiologische auf Vivisektionen gegründete Arbeiten zu schätzen wußte, der lese den Bericht, welchen derselbe über die Leistungen des Vivisektors Flourens an die Akademie zu Paris erstattet hat. Dieser Bericht ist den gesammelten Abhandlungen von Flourens beigefügt.

Charles Bell war ein ausgezeichneter Physiologe und Arzt. Wenn dieser berühmte Mann die Vivisektion durchweg verworfen hätte, so wäre das in der That befremdlich. Die betreffenden Behauptungen des Herrn v. Weber sind aber einfach aus der Luft gegriffen. Charles Bell hat zur Stützung seiner theoretischen Vermutungen eine große Zahl von Vivisektionen quälendster Art angestellt. Er hat an Eseln, Hunden, Kaninchen und Affen operiert, selbstverständlich ohne Anwendung des Chloroform, das ja damals noch nicht erfunden war. Er hat Quetschungen und Durchschneidungen der empfindlichsten Nerven und auch Durchschneidungen des Rückenmarks ausgeführt. Wenn die Herren Humanaster begierig sind, ein neues Flugblatt statt mit meinen unter Chloroform ausgeführten Versuchen mit den ohne Chloroform vollzogenen Vivisektionen Bell's zu füllen, so mögen sie sich Karl

Bell's Untersuchungen über das Nervensystem, übersetzt von Romberg, Berlin 1832 besorgen. Daselbst finden sie Seite 26, 28, 34, 37, 59, 61, 83, 114, 152, 154, Vivisektionen genug, um sämmtliche Betschwestern der Welt in Weinkrämpfe zu versetzen. Besonders aufmerksam mache ich Herrn v. Weber auf den Versuch an einem Affen Seite 61. Daselbst heißt es:

„Die eigentümliche Regsamkeit in den Gesichtszügen eines Affen erlischt augenblicklich auf der Seite, wo der respiratorius faciei (n. facialis) durchschnitten worden. Die scheuen Bewegungen der Augenbraue und des Augenlids haben aufgehört, er ist nicht mehr imstande zu blinzeln und zeigt er in Wut die Zähne, so werden die Lippen nach der andern Seite hingezerrt, wie bei einem taumelnden Trunkenbold."

Das schreibt Charles Bell, der Schutzheilige der Humanaster. Hätte ich das gethan, so würde das mit Jubel als eine Probe meines cynischen Humors breitgetreten sein.

Man sieht, die Humanaster haben wenig Glück in der Wahl ihrer Heiligen. Am schlimmsten aber sind sie mit der Wahl eines noch Lebenden hineingefallen, dessen Ausspruch sie jetzt mit einem wahren Entzücken der staunenden Menge vorzeigen, ich meine den Anatomen Hyrtl.

In größtem Druck prangt eine Auslassung Hyrtls in dem Aufruf des neuen Hamburger Tierschutzvereins gegen die Vivisektion. Unter der pomphaften Überschrift „Ein fachmännisches Urteil, wird dieselbe Äußerung mit enormen Buchstaben der Anlage beigefügt, welche die Petition der Humanaster an den Reichstag begleitete. Der Stil dieses Ausfalls Hyrtls ist des Stils der Folterkammern würdig.

Hyrtl ist ein verdienstvoller Anatom. Was ein vereinzelter Anatom über den Wert der Vivisektion sagt, kann für uns nur von geringem Belang sein. Hyrtl hat sich aber auch seiner Zeit mit physiologischen Fragen beschäftigt. Der Leser muß also ge=

spannt darauf sein, wie dieser Verächter der Vivisektion als leuchtendes Vorbild den Physiologen gezeigt hat, wie man auch ohne Tiere zu opfern zu glänzenden Erfolgen gelangen kann.

Um den Leser zu befriedigen, werde ich den Inhalt eines kleinen Schriftchens mitteilen, welches in Wien 1855 bei Braumüller erschienen ist und den Titel hat „Ueber die Selbststeuerung des Herzens". Ich werde mich dabei bemühen, die markige Ausdrucksweise nachzuahmen, wie sie von v. Weber und Hyrtl gegen die Physiologen angewandt zu werden pflegt.

Der Verfasser dieser Schrift hat Kaninchen, Hunde und Katzen auf die entsetzlichste Weise gemartert. Den armen Tieren wurde lebend die Brust aufgesägt, um das Herz bloszulegen. Dann wurde bei künstlicher Atmung an dem Herzen herumgeschnitten, um die Schlagadern desselben spritzen zu lassen. Hatte diese haarsträubende Schinderei irgend einen Zweck? O nein, der Verfasser hat selbst in einem Vortrage, der in den Sitzungsberichten der Wiener Akademie Jahrgang 1854 Seite 373 zu lesen ist, gesagt, daß die Thatsache, die er studieren wolle, schon dem alten Haller genau bekannt war. Also blos um eine Thatsache noch einmal zu sehen, die längst bekannt war, werden von diesem Unmenschen Hekatomben unschuldiger Tiere unter unsäglichen Qualen hingemordet! Doch noch nicht genug der Greuel. Das intelligenteste der Tiere, welche der Barbar seinem wahnsinnigen Forschungskitzel opferte, war noch zu ausgesuchteren Folterqualen ausersehen. Dem Hunde, welcher unter seinen blutgierigen Händen sein unschuldiges Leben lassen mußte, wurde, bevor ihm die Brust aufgesägt ward, auch noch das Rückenmark durchschnitten. Rein zum Vergnügen; denn die Zerschneidung des Rückenmarks hatte mit der Fragestellung des Versuchs gar nichts zu thun. Das arme Tier hätte sich aber unter den Händen seiner Peiniger gesträubt und gewunden in seinem Schmerz, und um ihm das unmöglich zu machen, wurde der teuflische Kunstgriff angewandt, ihm das Rückenmark zu durchschneiden. Nun, fragt man, hat der Wüterich denn seine Opfer nicht chloroformiert! O gewiß nicht. Davon steht gar nichts in dem Buche. Im Gegenteil, wenn er die Tiere chloroformiert hätte, so wäre ja die Durchschneidung des Rückenmarks unnötig gewesen. In seiner rücksichtslosen Grausamkeit hat er eben lieber die quälenden Operationen gehäuft, als die Martern dem Tiere erspart. Außer an Säugetieren hat er noch an allen möglichen anderen Tieren, die ein Herz besaßen, was diesem Folterknechte augenscheinlich fehlt, seine ebenso unnützen als empörenden Versuche wiederholt. Der Donauriese unter den Fischen, wie er den Wels höhnisch nennt, mußte auch auf seine Schlachtbank, um sich das Herz zerschneiden zu lassen. Um das Maß seiner Schandthaten voll zu machen, erbietet sich dieser zweite Nero seinen schauderhaften Versuch vor jedem zu wiederholen, der an seinen Worten zweifelt. Da sieht man, wie die Vivisektion nicht zur Erweiterung der Wissenschaft dient, sondern wie sie als unsittliche Volksbelustigung marktschreierisch ausposaunt wird. Endlich hat dieser demoralisierte Prahler auch noch Schildkröten ebenso zwecklos gemartert. Schildkröten, diese edlen Tiere, deren einzige Bestimmung es ist, in den Magen eines echten und gerechten Humanasters zu wandern! Ein Bischof, ein Kardinal, ein Beschützer unserer heiligen Sache hätte von der Suppe essen können, die von dem Tier bereitet wurde, welches unter den Händen dieses Attila verendete! O über diese unerhörte Nichtswürdigkeit!

Habe ich Ihre gewählte Schreibweise gut nachgemacht, Herr v. Weber? So würde ein Humanaster den Inhalt jenes Büchleins erzählen, *nicht ich*.

Wer ist denn aber der Verfasser des Büchleins, dessen Inhalt so außerordentlich verlockend für die Gegner der Vivisektion scheint.

Es ist *Professor Joseph Hyrtl, der gefeiertste Schutzpatron der Humanaster.*

Der Hieb muß sitzen, wird ein wohlwollender Leser vielleicht sagen, der das dicke Fell eines Humanasters nicht kennt. Fanatiker lassen sich mit Gründen nicht besiegen, und wenn ihre Beweiskraft so hell leuchtete, wie die Sonne selbst.

Man wird nur um so mehr frohlocken über den reuigen ehemaligen Vivisektor und jetzigen Humanaster, und der Herr Knoche wird vielleicht das Bibelwort anführen: „Also wird auch Freude im Himmel sein über Einen Sünder, der Buße thut, vor neunundneunzig Gerechten, die der Buße nicht bedürfen".

Wenn dem aber so ist, wenn alle früheren Vivisektionssünden ausgelöscht werden können durch eine späte Bekehrung, warum lieber Herr v. Weber und Genossen, warum schimpft ihr schon jetzt so entsetzlich auf mich? Warum laßt Ihr eure Kanzelredner und Dichter so unbarmherzig auf mich los? Laßt mich doch erst so alt werden, wie Hyrtl geworden ist. Es kann ja auch mir etwas Menschliches passieren, und ich kann dereinst bußfertig einziehen in die fromme Heerde der Humanaster. Aus einem humanen Gelehrten kann immer noch ein gelehrter Humanaster werden.

Nachdem ich mit den Autoritäten der Humanaster fertig geworden, muß ich es ablehnen, mich mit den wissenschaftlichen Figuranten, die sich jenen angeschlossen haben, zu beschäftigen. Dem Frauenarzte Lawson Tait, dem Dr. Jatros oder Gryžanowski u. A. bescheinige ich gern, daß sie völlig unschuldig sind an den Fortschritten der Physiologie und wissenschaftlichen Medizin. Man wird, wenn es sich um Wettrennen und höhere Pferdezucht handelt, nicht einen Berliner Droschkenkutscher zweiter Klasse als bewährten Sachverständigen gelten lassen. Wer über die Methoden der physiologischen Forschung mitreden will, soll zuvor beweisen, daß er mit den von ihm empfohlenen Methoden etwas geleistet hat.

Wir haben also gesehen, daß selbst die von den Humanastern gefeierten Autoritäten Vivisektionen in ausgedehntestem Umfange angestellt haben, so wie sie in die Lage kamen, Fragen zu bearbeiten, zu deren Erledigung jenes Forschungsmittel unentbehrlich ist. Dem unparteiischen Beurteiler muß aber maßgebend sein, was diese Männer thaten und nicht was sie gelegentlich gesagt haben.

Man hat behauptet, daß die Vivisektionen erst kürzlich in die Mode gekommen sind. Nichts kann irrtümlicher sein. Vivisektionen sind geübt worden, seit eine wissenschaftliche Medizin besteht. In die Mode gekommen ist dagegen, daß Müßiggänger in fachwissenschaftlichen Werken herumschnüffeln und sich dann Urteile herausnehmen über Dinge, die sie nicht verstehen.

Man beleidigt ferner den ärztlichen Stand durch die alberne Anklage, daß die Jünger der Medizin verroht werden durch die Zunahme der Vivisektionen. Die Rohheit hielt überall gleichen Schritt mit der Unwissenheit. In der guten alten Zeit, in welcher die wissenschaftliche Vorbildung der Ärzte äußerst geringfügig war, probierte man aufs gewissenloseste an Menschen herum. Kennzeichnend dafür ist eine Szene aus dem Leben des großen Berner Arztes Wilhelm Fabricius Hildanus.* Als dieser einem „Kollegen" Vorstellungen machte wegen einer äußerst waghalsigen Operation, erhielt er zur Antwort: „Das muß erfahren und erlernt sein, und sollte es hundert Bauern kosten". So verfuhren die Ärzte, welche keine Vivisektionen kannten, und diesen Zuständen würde eine verkehrte Gesetzgebung uns wieder näher führen.

Die wichtigsten Fragen der Nervenphysiologie namentlich die Lehre von der Bedeutung der verschiedenen Teile des Gehirns kann ohne Vivisektion gar nicht vorwärts gebracht werden. Wer nach Amerika will, muß durchs Wasser. Wer in der Nervenphysiologie zu Erfolgen kommen will, darf das Forschungsmittel der Vivisektion nicht scheuen. Nun könnte man sagen, daß man dereinst nach Amerika auch durch Luftschiffe wird reisen können.

---

* Des Berner Stadtarztes Wilhelm Fabricius Hildanus Leben und Wirken. Rektorats-Rede von Prof. P. Müller. Leipzig 1883. Hirschfeld.

In diesem Sinne gebe ich zu, daß dereinst durch ungeahnte neue Erfindungen die Zahl der Vivisektionen wird beschränkt werden können. Einstweilen aber, und bis die Humanaster uns zeigen, wie sie wissenschaftliche Entdeckungen aus der Tiefe ihres Gemüts schöpfen, werden wir fortfahren zu arbeiten, wie wir es verstehen und auch vor Vivisektionen nicht zurückschrecken, wo sie unerläßlich sind.

Daß Vivisektionen, wenn sie mit Qualen des Tieres verbunden sind, häßlich und abstoßend erscheinen müssen, gebe ich gern zu. Ich beneide die Physiker und Chemiker, welche dieses traurige Forschungsmittel nicht nötig haben. Es gibt aber viele Dinge auf dieser Welt, die an sich höchst traurig sind, und die wir doch nicht abschaffen können, z. B. den Krieg. Wer einen Preis aussetzen wollte auf die beste Arbeit, die angibt, wie in Zukunft die blutige Entscheidung durch die Schlachten durch andere ganz harmlose Methoden ersetzt werden könne, würde mit Recht für einen närrischen Kauz gelten.

Ein Verein in Kopenhagen hat aber eine gleich komische Preisaufgabe gestellt, nämlich die Beantwortung der Frage verlangt, durch welche andere Methoden die freventlichen Vivisektionen ersetzt werden könnten. Die guten Leute hätten getrost unter die Bedingungen der Preisbewerbung auch den Satz aufnehmen können: „Zur Bewerbung wird nur derjenige zugelassen, welcher beweisen kann, daß er entweder ein Tropf, ein Gleißner oder ein Schelm ist. Der günstigste Ausgang des ganzen Unternehmens wäre in der That der, daß ein Schalk den Kopenhagenern ihr Geld abnehme. Was die Preisaussteller von der Antwort auf ihre Frage erwarten, ist leicht ersichtlich. Vor Allem soll in einem neuen Brei Alles wiederholt werden, was schon in den Folterkammern der Wissenschaft steht. Dann soll dem Physiologen empfohlen werden, fleißig durchs Mikroskop zu gucken, mit dem galvanischen

Strom zu arbeiten, chemische Analysen zu machen und große Ärzte, die natürlich Humanaster sein müssen, zu Rate zu ziehen.

Es bedarf kaum noch der Versicherung, daß der Physiologie und wissenschaftlichen Medizin die Verwertung des Mikroskops und aller übrigen Hülfsmittel, welche Physik, Chemie und Technik darbieten, längst geläufig ist. Diejenigen Aufgaben, welche ohne Vivisektion mit diesen Hülfsmitteln lösbar sind, werden selbstverständlich auch ohne Vivisektionen bearbeitet; denn zum Vergnügen stellt kein verständiger Mensch Vivisektionen an. Wenn die Humanaster aber behaupten, daß alle Rätsel der Physiologie ohne Vivisektion erforscht werden können, so mögen sie nur selbst an die Arbeit gehen und uns die Erfolge mitteilen. Die Medizin ist dankbar für jeden wirklich brauchbaren Fund. Mit eitlem Gefasel, wie es die Humanaster bisher allein dargeboten haben, lassen wir uns allerdings nicht abspeisen.

Nun werden aber gerade auch die Erfolge der Vivisektionsversuche von den Gegnern geleugnet. Die äußerste Konsequenz dieses Systems der Ableugnung ist dann die Verachtung der wissenschaftlichen Medizin überhaupt. Folgerichtig denkende Humanaster wie Adolf Graf Zedtwitz haben in der That kurzweg sämtliche Errungenschaften der modernen Medizin für eitel Schwindel erklärt. Die Ärzte können mit großer Gelassenheit dieses Geschimpf an sich vorüberziehen lassen. Es soll nicht geleugnet werden, daß man krank werden und sterben kann, ohne einen Arzt zu Rate zu ziehen. Wer zu einem alten Weibe oder einem beliebigen Pfuscher oder zu seinen eignen höheren Eingebungen mehr Vertrauen hat, wie zu einem ordentlichen Arzte, der mag auch so ins Jenseits gehen. Die Mehrheit der Menschen aber wird trotz alles Gezeters in der Stunde der Gefahr die Hand des helfenden Arztes flehend umklammern, und die wissenschaftliche Medizin wird ihren anerkannten Wert behalten. Sobald man dies zugibt, sobald man die Zwecke und die Erfolge der Medizin anerkennt, muß man auch die Grundlagen der wissenschaftlichen Medizin ehren. Zu diesen Grundlagen gehört aber die Physiologie. Der bei weitem größte Teil der Kenntnisse, welche die Physiologie heute umfaßt, ist den Forschungen zu danken, welche auf Vivisektionen gegründet sind. So muß also, wer die Medizin zu schätzen weiß, auch die Berechtigung der Vivisektionen anerkennen.

In jedem einzelnen Falle den Nachweis des äußeren Nutzens einer Vivisektion zu verlangen, ist ein thörichtes Beginnen. Ebenso verkehrt ist die Zumutung, daß wir beweisen sollen, daß alles ärztliche Handeln sich auf die Resultate von Vivisektionen stützen soll. So hörte ich einmal die wunderliche Frage: Braucht denn ein Arzt, der einen Herzkranken zu behandeln hat, erst eine Vivisektion zu machen, um zu wissen, was er zu thun hat? Nein gewiß nicht. So wenig wie ein Feldherr der eine Schlacht schlagen will, nötig hat, zuvor das Pulver zu erfinden. Das Handeln des Arztes fußt eben auf Kenntnissen, die er zuvor erworben hat, die aber für die Wissenschaft durch Vivisektionen gewonnen wurden. Das Wichtigste, was wir von der Herzthätigkeit wissen, ist eben durch Vivisektionen erforscht worden.

Einzelne wohlwollende Beurteiler geben zwar zu, daß die Vivisektion als Forschungsmittel unentbehrlich sei, wünschen aber eine gesetzliche Beschränkung derselben. Man glaubt aus der Menge des Anhangs, über welchen die Humanaster gebieten, aus der Flut von Unterschriften, welche die Petitionen bedecken, schließen zu dürfen, daß der ganzen Bewegung trotz aller maßlosen Übertreibung doch ein Kern von Wahrheit zu Grunde liegt. Die Aufregung und Erbitterung in gewissen Kreisen soll nur erklärlich sein durch wirkliche Mißbräuche, die stattgefunden haben sollen. Wenn Mißbräuche vorgeworfen werden, so soll man sie beweisen. Wir haben aber gesehen, daß die angeblichen Beweise, die man beigebracht hat, aus einem System von Unwahrheiten und Übertreibungen bestehn. Ein wirklich edler Zweck braucht nicht mit unehrlichen Mitteln verfolgt zu werden. Man lese in den Folterkammern der Wissenschaft die dort gegebene Anleitung zur Bearbeitung der Massen. Die schlimmste Demagogie kann nicht niedrigere Kunstgriffe anwenden. Die Thatsache, daß die Volksverführung gelungen, daß die Aufregung der Massen eine weit verbreitete ist, beweist wahrlich nicht, daß sie auf sittlichem Grunde ruht. Hexen und Ketzer sind unter dem Jubelruf des ungebildeten Haufens verfolgt und verbrannt worden. Und wie viele unter den sogenannten Gebildeten sind dem urteilslosen Pöbel zuzurechnen! Die oberflächlichste Kenntnis der Geschichte, die einfachste Beobachtung der politischen Zustände aller Länder lehrt, wie schwankend das Urteil und die Stimmung in breiten Volksschichten ist. Die Saat der Verleumdung findet da günstigen Boden und die Flamme des Fanatismus wird leicht angefacht. Die Gesetzgebung aber soll ihre Schritte nicht nach dem Geschrei des fanatisierten Haufens einrichten, sondern ernst erwägen, was dem Wohle der Nation frommt.

Der Vorschlag auf dem Wege der Gesetzgebung die Vivisektion zu beschränken scheint mir ebenso unzweckmäßig, als wenn jemand, der daran verzweifelt, die Kriege abzuschaffen, nun etwas zu leisten vermeint, wenn er beantragt, daß in Zukunft blos von 7—8 Uhr morgens scharf geschossen werden soll.

Das Beispiel Englands sollte uns warnen. Dort ist kein Mensch mit den Gesetzen gegen die Vivisektion zufrieden, die sich das Parlament hat abdringen lassen. Die Männer der Wissenschaft sind empört über die Fesseln, welche der freien Forschung angelegt sind. Die Humanaster aber sind erst recht nicht zufrieden, sondern sie wollen ein vollständiges Verbot jeder Vivisektion erzwingen.

Der ehrenwerte Präsident des Straßburger Tierschutzvereins verspricht sich etwas von der Einrichtung von Commissionen, welche die Aufsicht über die Vivisektionen führen sollen. Im besten Falle würde eine solche Commission überflüssig und unschädlich sein. Sie könnte aber, wenn eigensinnige Köpfe in ihr vorherrschen, ein schlimmer Hemmschuh werden für die Forschung. Selbst wenn eine derartige Commission aus den gelehrtesten Männern besteht, so könnte sie doch einem jüngeren Forscher, der einen Versuchsplan vorlegt, leicht Unrecht thun. Ein einzelner genialer Kopf kann im gegebenen Falle einen viel durchdringenderen Blick haben, als eine ganze Commission. Dazu kommt, daß gerade die wichtigsten wissenschaftlichen Entdeckungen Gelegenheitsfunde waren, die mit dem ursprünglichen Versuchsplan gar nichts zu thun hatten. Hätte Galvani den Plan zu seinen Versuchen, bei denen er unzählige Frösche zerstückelt, zuvor einer Commission vorlegen müssen, so würde diese ohne Zweifel ihr Gutachten dahin abgegeben haben, daß Galvanis Vorhaben den Einfluß der atmosphärischen Elektrizität auf die Nerven zu studieren, nicht das geringste Ergebnis verspreche, und daher nicht zu unterstützen sei. Glücklicherweise aber hatte Galvani nach keiner Commission zu fragen. Er arbeitete nach einem vollständig verfehlten Versuchsplan darauf los und kam in der Frage, die er sich gestellt hatte, zu gar keinem Ergebnis; aber weil er eben ein genialer Mann war, faßte er eine gelegentliche Beobachtung ihrem Werte nach sofort auf und begründete die Wissenschaft, welche jetzt seinen Namen trägt. Wäre Galvanis Thätigkeit von einer Commission überwacht worden, wir hätten jetzt wohl noch keine elektrischen Telegraphen und kein elektrisches Licht.

Ein genialer Beobachter kann demnach selbst bei einem verfehlten Versuchsplan doch zu einem bahnbrechenden Funde gelangen. Umgekehrt wird, wie die tägliche Erfahrung lehrt, ein ungeschickter, unfähiger Beobachter mit dem besten Versuchsplan nichts leisten oder verwirrende Pfuscherarbeit verrichten.

Eine die Vivisektionen überwachende Commission empfiehlt sich also nicht. Sollte irgendwo einmal eine grobe Ausschreitung vorkommen, so genügen die gegenwärtigen Bestimmungen des Strafgesetzbuches, um das Vergehen zu sühnen.

Der Staat, welcher in unüberlegter Weise die Forschungsmittel der wissenschaftlichen Medizin beschränkt, gleicht der schwachen thörichten Mutter, welche dem Arzte in den Arm fällt, der ihr Kind durch einen Messerschnitt heilen will.

Haben wir denn aber, so fragt man, selbst wenn die Vivisektionen nützlich sind, auch das Recht, aus den Leiden und der Vernichtung unserer empfindenden Mitgeschöpfe Vorteil zu ziehen? Diese Frage hat die Menschheit stets bejaht. Abgesehen von den Mitgliedern einzelner Sekten haben die Menschen nie Bedenken getragen, ihr eigenes Wohlsein zu sichern durch die Schädigung der Gesundheit und des Lebens der Tiere und ihrer eigenen Mitmenschen. Unser täglicher Weg führt über Leichen, unsere gewöhnlichen Genüsse werden durch die Leiden unserer Mitgeschöpfe erkauft, selbst an den Werken der Kunst klebt Blut.

Du bereitest Dir eine behagliche Wärme in deinem Zimmer und denkst nicht an die Leichen der Bergleute und Pferde, die in verschütteten Schachten begraben liegen. Du schlürfst Deinen Kaffee unbekümmert darum, daß viele tausend Seeleute auf dem Grunde des Meeres liegen, die auf alten faulen Schiffen ausgesandt wurden, um die Genüsse des Auslandes herbeizuholen. Du blickst staunend auf zur Spitze des erhabenen Münsterturmes und ahnest nicht, wie viel zerschmetterte Bauleute hinweggetragen würden, bis das stolze Bauwerk vollendet ward. Wie viele von den Reisenden, die jetzt so bequem durch den Gotthardtunnel den Reizen Italiens zueilen, werfen einen Blick des Bedauerns auf die Gräber der Arbeiter, die dort zu Grunde gingen? Man wende nicht ein, daß diese Unglücklichen freiwillig ihr Loos gewählt haben. Wer allein zu wählen hat zwischen dem Hunger und einem Beruf, welcher Gesundheit und Leben bedroht, ist nicht frei.

Zahllose Tiere opfern wir selbstsüchtig unseren Zwecken. Wir benutzen sie als Zug- und Lasttiere. Wir töten und verzehren sie. In Kriegen werden neben den Menschen viele tausende von armen Tieren hingemordet. Im letzten Afghanenkriege, dessen Ziel angeblich die Herstellung einer wissenschaftlichen Grenze war, sollen allein sechzigtausend Kamele dem Hunger und den Mißhandlungen erlegen sein.

Man entschuldigt diese Hinopferung der Tiere mit der Notwendigkeit, in welche der Trieb der Selbsterhaltung den Menschen versetzt. Aber die Medizin und was zu ihrer Pflege gehört, dient ja ebenso der Selbsterhaltung des Menschen.

Man scheut sich ferner auch nicht, Tiere in großer Menge einem qualvollen Tode preiszugeben, wenn es die Erreichung eines rein wissenschaftlichen Zieles gilt. Ich habe kaum ein Wort des Bedauerns darüber vernommen, daß bei geographischen Expeditionen die Zugtiere den Entbehrungen und Strapazen erliegen. Wenn nur die Menschen lebend davonkommen, nach der Zahl der Tiere die im Wüstensande verschmachteten, wird nicht gefragt. Und mit Recht; denn Eroberungen auf rein geistigem Gebiete, Bereicherungen unseres Wissens sind doch mindestens ebensoviel wert wie die Zunahme unserer materiellen Güter. Gibt man das aber zu, so darf man auch die Vivisektionen nicht verdammen.

Im gewöhnlichen Leben sehen wir überall eine rücksichtslose Ausbeutung der Tierkräfte, wo das Interesse des Besitzers im Spiele ist. Wer zumal auf dem Lande auch nur vorübergehend gelebt hat, wird um Beispiele nicht verlegen sind. Erkrankt das Kind des Gutsherrn, so wird ein reitender Bote nach dem Arzte geschickt. Der Arzt erscheint. Er beruhigt schnell die besorgten Eltern. Es ist keine Gefahr vorhanden. Inzwischen ist das schweißtriefende, keuchende Pferd, das den Boten in die Stadt getragen, krank zusammengebrochen. Ein dauerndes Lungenleiden, qualvolles Siechthum sind die Folgen der Überanstrengung, die das arme Tier hat durchmachen müssen. Wird der reiche Besitzer deshalb bedauern, daß er dem Boten die größte Eile anempfahl? Gewiß nicht. Selbst wenn die Krankheit des Kindes ein schleuniges Eingreifen des Arztes gar nicht erforderte, wird dem fühlenden Vater die schnelle Beruhigung der Mutter wichtiger erscheinen als das Opfer eines Tieres. Wenn aber das Opfer eines Tieres nicht gescheut wird, um den Arzt zu holen, so soll man auch diejenigen Opfer an Tieren nicht bedauern, welche die helfende Kraft des Arztes erhöhen.

Endlich wende ich mich noch zur Erwähnung der Fälle, in welchen Menschen blos um sich ein Vergnügen oder einen Gaumengenuß zu bereiten, Tiere verwunden, töten, verstümmeln und krank machen.

Eine ausführliche Besprechung der Martern, denen die Tiere preisgegeben sind, welche den Gegenstand der Jagd bilden, kann ich unterlassen, da dieser Punkt den Gegnern der Vivisektion oft genug vorgehalten ist. In der That sind die Qualen, welche ein angeschossnes, abgehetztes Wild erleidet, wenn es seinen Verfolgern entrinnend einsam im Dickicht verschmachtet, ungleich größer als diejenigen, welche in physiologischen Instituten den Tieren zugefügt wurden. Gleichwol vermissen wir in den Satzungen der internationalen Humanaster einen Paragraphen, der die Teilnahme an den Freuden der Jagd verpönt. Der Grund ist deutlich. Die Humanaster schleichen an den großen und kleinen Höfen herum. Sie buhlen um die gnädige Protektion des hohen Adels. Da werden sie sich hüten, den hohen Herrschaften die gute Laune zu verderben. Man küßt die bluttriefende Hand des Jägers, der zum Vergnügen mordet, wenn er einige Pfund spendet, und flucht dem Vivisektor, der nur seine Pflicht thut.

Die Humanaster haben auch keine Vorschrift, welche ihren Anhängern den Genuß von Stierfleisch oder von Bockfleisch zur Pflicht macht. Es kommt ihnen höchst natürlich vor, daß Stiere, Böcke, Eber u. s. w. ihre Mannheit hergeben, damit ein tierfreundlicher Humanaster später ihr Fleisch recht schmackhaft findet. Der Herr v. Weber tröstet sie in seinen Folterkammern mit der Versicherung, daß die Verschneidung ein rasch vorübergehender Akt ist und nur kurzen Schmerz bereitet. Wo hat dieser Herr seine Kenntnis her? Hat er irgendwo einen neuen Abélard kennen gelernt oder hat er vertrauliche Mitteilungen von einem Mitgliede jener finsteren russischen Sekte erhalten, welche dem Kirchenvater Origines nacheifern? Die Ärzte sind anderer Meinung in Bezug auf die Schmerzhaftigkeit der Kastration. Sie segnen die Erfindung der Choroformierung, die es möglich macht, diese furchtbare Operation schmerzfrei durchzuführen. Auch die Landwirte wissen besser als Herr v. Weber, daß die Verschneidung den Tieren die lebhaftesten Schmerzensäußerungen abpreßt.

An dieser Stelle finde ich die passendste Antwort auf den Vorschlag eines witzigen Humanasters. Dieser geistreiche Herr fordert nämlich die Physiologen auf, da Vivisektionen nötig sind, doch lieber einander zu vivisecieren. Das sei wissenschaftlich wertvoller, als an Tieren zu operiren; denn Versuche an Menschen seien ja viel beweiskräftiger für die Physiologie des Menschen.

Ein solcher Gedanke ist gewiß sehr erbaulich für die Humanaster. Ich nehme aber gleichwohl den Vorschlag rundweg an und behalte mir nur die Wahl des Termins vor. Ich bin nämlich im Zweifel, ob es sich empfiehlt, den Tag zu wählen, an welchem die Jäger sich einander die Knochen entzweischießen werden, statt das unschuldige Wild zu verfolgen. Es ist wohl passender, den Beginn der Menschenvivisektion auf den Tag zu verlegen, an welchem die Humanaster gegenseitig an sich jene Operation vollziehen werden, welche nach Herrn v. Webers Versicherung ein rasch vorübergehender Akt von kurzem Schmerz ist.

Die Herren Landwirte brauchen nicht zu fürchten, daß ich die Verschneidung der Haustiere, weil sie eine grausame, schmerzhafte Verstümmelung ist, verwerfe. Ich verlange auch nicht, daß diese Operation künftig in der Chloroformnarkose ausgeführt werde. Das würde viel zu kostspielig sein, nicht bloß, weil das Chloroform teuer ist, sondern namentlich auch deßhalb, weil durch die unvorsichtige Chloroformierung gewiß viele Haustiere getötet werden würden. Die Herren sehen also, daß ich mit mir reden lasse und die ökonomischen Interessen der Landwirthschaft, die ich kenne, auch zu würdigen weiß. Zum Dank dafür erwarte ich aber auch, daß diese Herren bei künftigen Abstimmungen in den gesetzgebenden Körperschaften des Landes die wissenschaftlichen Forderungen der Medizin ehren werden.

Endlich mögen auch meine Mitbürger, die Straßburger, keine Angst haben, wenn ich eine Tierquälerei furchtbarster Art und von größtem Umfange zur Sprache bringe, die hier geschäftsmäßig geübt wird. Man errät, daß ich die Stopferei der Gänse meine, durch welche den armen Tieren eine Krankheit, die Fettleber künstlich erzeugt wird. Ich selbst mache mir nichts aus dem Genuß von Gänseleber-Pasteten, gönne aber allen Feinschmeckern, natürlich auch den Humanaslern, den Fortgenuß dieses Leckerbissens. Mich bestimmt aber nicht die Zärtlichkeit für die Feinschmecker zu dieser nachsichtigen Stimmung, sondern die Einsicht, daß ein Verbot der Gänsestopferei große ökonomische Nachteile haben würde. Eine Menge kleiner Familien erzielt einen erklecklichen Gewinn aus dieser Industrie. Die armen Leute könnten diesen Nebenverdienst schwer entbehren. Ihre Kinder würden Not leiden an wesentlichen Lebensbedürfnissen, die gerade durch die Extra-Einnahme aus der Gänse-Mästung gedeckt werden. Der Einsichtige soll eben bedenken, daß jeder gesetzgeberische Eingriff in die Handlungen der Menschen neben Vorteilen auch Nachteile erzeugt. Man soll die Sachverständigen hören und die Gründe für und wider reiflich erwägen.

So möge man auch in der Vivisektionsfrage auf die Sachverständigen hören! Dann wird die Gesetzgebung vor Mißgriffen bewahrt bleiben.

Du aber, lieber Leser, wenn du von mir den Eindruck bekommen hast, daß ich als ehrlicher Mann zu dir rede, weise hinfort den Humanastern, die Dich um Beiträge pressen, die Thür und wirf ihre Zusendungen in den Papierkorb! Es sind ja so viel Thränen zu trocknen, so viel Hungrige zu stillen im deutschen Vaterland. Du wirst nicht in Verlegenheit sein, Deine mildthätige Hand Denen zu öffnen, die dessen würdig sind.

Kluge, Friedr., **Etymologisches Wörterbuch der deutschen Sprache.** Lex.-8. 1—4. Lief. 1882—83. à ℳ 1. 50.
(Das Werk wird in 7 Lieferungen à ℳ 1. 50 vollständig sein).

„Wir können dem Verfasser das Zeugniss geben, dass er sich aller Schwierigkeiten wohl bewusst war und bis jetzt das Möglichste zu ihrer Bewältigung geleistet hat. Er ist vorsichtig und streng in seiner gelehrten Arbeit; er ist klar und übersichtlich in der Darstellung. Er fördert die Wissenschaft und er fördert die allgemeine sprachliche Bildung. Die Frage nach dem Ursprunge der Wörter und nach dem was sie einst und zuerst bedeuteten, wird sehr häufig auch in Laienkreisen aufgeworfen, hier hat man endlich ein zuverlässiges Hilfsmittel, um diese Neugier zu befriedigen.

Deutsche Rundschau. Mai 1883.

Liebmann, Otto, **Zur Analysis der Wirklichkeit.** Eine Erörterung der Grundprobleme der Philosophie. 2. beträchtlich vermehrte Auflage. 8. 680 S. 1880. ℳ 9. —

Das Werk behandelt in drei Abschnitten, deren jede eine Reihe von Kapiteln umfaßt, sämmtliche Hauptgebiete und wesentlichen Grundprobleme der Philosophie, darunter auch diejenigen Themata, die als brennende den philosophischen Meinungskampf der Gegenwart erregende Prinzipienfragen auf der Tagesordnung stehen.

——, **Ueber philosophische Tradition.** Eine akademische Antrittsrede, gehalten in der Aula der Universität Jena am 9. Dezember 1882. 8. 32 S. 1883. ℳ. 1. —

Müller, Max, **Einleitung in die vergleichende Religionswissenschaft.** Vier Vorlesungen nebst zwei Essays über falsche Analogien in der vergleichenden Theologie und über die Philosophie der Mythologie. Zweite Auflage mit dem Porträt des Verfassers. 8. V, 353 S. 1876. ℳ 6. —

——, **Vorlesungen über den Ursprung und die Entwickelung der Religion.** Mit besonderer Rücksicht auf die Religionen des alten Indiens. 8. XVI, 439 S. 1880. ℳ 7. —

Scheffer-Boichorst, Paul (Prof. der Geschichte an der Universität Strassburg), **Aus Dantes Verbannung.** Literarhistorische Studien. 8. VIII, 254 S. Preis ℳ 6. —

Inhalt: Die letzten Jahre des Dichters (Wünsche, Sorgen und Trost — Dante und die Herren von Polenta — das Leben in Ravenna — Correspondenzen und Reisen, politische und literarische Thätigkeit). 2. Die Abfassungszeit der Monarchie. 3. Der Brief an Cangrande della Scala. 4. Eine Frage der Echtheit und der Chronologie. 5. Boccaccios Vita di Dante. 6. Der Brief des Bruders Hilarius.

Buchdruckerei von G. Otto in Darmstadt.

FSC
www.fsc.org
MIX
Papier | Fördert
gute Waldnutzung
FSC® C083411

Zeitfracht Medien GmbH
Ferdinand-Jühlke-Straße 7
99095 Erfurt, Deutschland
produktsicherheit@kolibri360.de